DISCUSSION

SUR LES

MALADIES CHARBONNEUSES

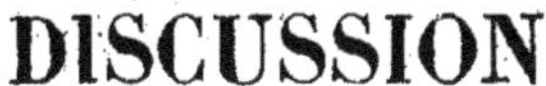

RÉPONSE à M. GARREAU

LUE

A LA SOCIÉTÉ IMPÉRIALE ET CENTRALE DE MÉDECINE VÉTÉRINAIRE

DANS SA SÉANCE DU 8 JUILLET 1869

Par M. MITAUT

VÉTÉRINAIRE EN PREMIER AU 9e RÉGIMENT D'ARTILLERIE, MEMBRE CORRESPONDANT

PARIS

TYPOGRAPHIE DE RENOU ET MAULDE

RUE DE RIVOLI, N° 144

1869

DISCUSSION

SUR LES

MALADIES CHARBONNEUSES

Par M. MITAUT

Vétérinaire en premier au 9ᵉ régiment d'artillerie

Membre correspondant de la Société impériale et centrale de médecine vétérinaire

MESSIEURS,

Vous aviez remis à ce jour la discussion des maladies charbonneuses, qui devait avoir lieu à la séance dernière, pour permettre à chacun de venir ici avec une connaissance plus parfaite du travail que M. Garreau a produit sur la matière.

Si mes déductions sont justes, vos intentions pourraient bien n'être pas remplies comme vous le désirez, ni le but suffisamment atteint. L'imprimé du mémoire en épreuve, que je dois à l'extrême obligeance de M. le Secrétaire Leblanc, ne m'est parvenu à Besançon que dans la journée du 6 juillet. Il est donc à présumer dès lors, avec quelque raison, que tous nos confrères n'ont pas dû recevoir non plus la pièce dont il s'agit beaucoup plus tôt que leur lettre de convocation.

C'est à peine si j'ai eu le temps de parcourir l'ouvrage et de lire avec quelque attention ce qui me concerne, bien loin d'en avoir eu assez pour mettre un peu d'ordre à ma réponse et réussir à formuler convenablement mes impressions. Cependant, en faisant cette rapide lecture, je me suis facilement aperçu que quelques-uns des désordres morbides de notre relation avaient été mal saisis ou inexactement représentés ; j'ai constaté qu'il y avait aussi des points de contact méconnus entre certains faits, et des rapprochements heurtés pour d'autres ; j'ai remarqué, en outre, quelques contradictions assez apparentes, certaines suppositions gratuites, plusieurs inconséquences au milieu d'une grande obscurité ; j'ai vu encore des effets de choc en retour médiocrement réussis par la lenteur du mouvement, la faiblesse de l'expression, et surtout par le manque de portée. L'encens mis en fumée par l'auteur et à son profit ne m'a pas empêché de reconnaître et de voir réédités dans son mémoire des formules exactes que nous avions eu le bonheur d'énoncer ici même avant lui. Mais ce qui se montre le plus en vue au milieu des imperfections qu'on découvre, c'est la façon tranchante de notre honorable contradicteur, ce sont ses prétentions un peu exagérées. Nous ne devons pas en être trop surpris, Messieurs ; ce ton assuré tient évidemment à la très-grande confiance qu'on finit toujours par avoir en soi à la longue, quand on prend de bonne heure l'habitude de n'en accorder aux autres qu'une très-limitée.

Comme il ne m'est guère possible de m'arrêter aux détails de l'œuvre, ni d'essayer de tirer le tout au clair, vous voudrez bien, Messieurs, me suppléer un peu vous-mêmes. Il vous suffira de relire comparativement les deux écrits pour saisir tout de suite les choses qui ne demandent à être ni relevées ni réfutées. Je vous serai infiniment reconnaissant de votre indulgence d'abord, et puis du concours bienveillant que vous m'aurez ainsi prêté pour l'accomplissement de ma tâche.

Abordons tout de suite les principaux points de l'ouvrage. Il résulte de notre examen sommaire :

1° Que l'idée exprimée en tête du mémoire de notre honorable contradicteur, développée ensuite en sa conclusion, a été prise dans une des dernières phrases de la communication que nous avons eu l'honneur de vous faire. En voici les preuves écrites :

Nous avons dit au sujet des cas supposés charbonneux : « Le signe le plus positif pour tout le monde serait, sans contredit, le résultat morbide obtenu de l'inoculation ; mais ce moyen de diagnostic n'est pas toujours facile à mettre en pratique, ni tout à fait sûr dans l'application, » page 16.

Le mémoire de M. Garreau porte pour titre à la première page :

« *Sur l'inoculation du sang charbonneux comme moyen nécessaire pour le* « *diagnostic du charbon véritable.* »

Et puis à la page 7 :

« En résumé, dans l'état actuel de nos connaissances sur la virulence du « sang charbonneux, il ne suffit pas aujourd'hui d'affirmer que tel animal est « mort du charbon, il faut en donner la démonstration scientifique par des « inoculations, sans lesquelles tout ce qu'on peut dire n'a d'autre mérite que « d'entretenir l'erreur, l'obscurité et la confusion. »

Non, sans doute, il ne suffit pas d'affirmer qu'un animal est mort de telle ou telle maladie. Pour réussir à faire passer son opinion dans l'esprit des autres, il faut évidemment chercher à en prouver l'exactitude par un exposé des désordres morbides bien nettement accentués, et d'une signification reconnue. Personne n'est dispensé de se soumettre à cette règle, qui doit s'appliquer aussi, je suppose, à notre honorable contradicteur.

En prenant tout à fait à la lettre les termes mêmes de sa conclusion, voici l'objection qu'on pourrait fort bien lui faire : Vous vous êtes déjà, à plusieurs reprises, beaucoup prévalu de l'ancienneté de votre pratique et surtout de la fréquence des cas de charbon qui se produisent dans la Beauce ; mais cela est tout à fait sans importance, si les cas observés n'ont de valeur réelle que lorsque le diagnostic a été confirmé par le résultat de l'inoculation. Il faut ici en réduire considérablement le nombre, car nous ne pouvons accepter comme vrais charbons, d'après vous-même, que les cas pour lesquels la démonstration scientifique se trouve en même temps fournie. Pour tous les autres, ce que vous pourriez dire « n'a d'autre mérite que d'entretenir l'erreur, l'obscu-« rité et la confusion. »

Les règles n'ont de valeur réelle que par l'application qu'on en fait.

« 2° Que la maladie, une en principe, est multiple dans ses manifesta-« tions. »

Nous sommes aussi, à peu près, de cet avis, exprimé à la page 15 de notre mémoire en ces termes : « Notre confrère M. Garreau doit savoir mieux que personne que, pour les modes de manifestation, comme pour les degrés, les maladies charbonneuses n'offrent pas moins de variété que les maladies réellement inflammatoires. »

Ce serait, selon nous, une raison de plus pour rattacher aux affections charbonneuses les cas de maladie assez rares qui s'en rapprochent par l'*ensemble* des caractères morbides ou par les traits les plus saillants, puisqu'ils n'ont d'ailleurs *absolument* rien de commun avec les phlegmasies.

Dans l'esprit de notre collègue, ce doit être l'inverse, si l'on en juge par les conséquences si différentes qu'il a tirées des faits bien connus que nous venons de citer, pour classer ceux qui sont en cause.

3° Que, par le fait même de la multiplicité des modes de manifestation du mal qu'il s'agit de reconnaître, personne n'est à l'abri de l'erreur; que la plupart des auteurs se sont trompés; que M. Garreau peut d'ailleurs se tromper aussi bien que les autres. Il se charge lui-même, et sans qu'on le lui demande, d'en fournir la preuve, en ce qui le touche, par la rectification que son fils Charles Garreau a pu faire à l'autopsie d'un cas pour lequel le père et le fils avaient tous les deux, en même temps, un peu manqué de clairvoyance.

Ce dernier cas, qui ne manque pas d'intérêt ni d'à-propos, mérite d'être signalé en passant.

4° Que si la démonstration de la nature réelle de la maladie charbonneuse ne peut rigoureusement être donnée qu'au moyen de l'inoculation, le résultat confirmatif, cependant, peut encore manquer dans les expériences faites pour obtenir la transmission du virus charbonneux véritable. Rien n'est plus facile à vérifier sur le tableau d'inoculations pratiquées par M. Garreau lui-même, consigné à la page 20 de son mémoire.

En parlant de l'inoculation, nous avons dit de ce moyen de diagnostic qu'il n'était pas toujours facile de le mettre en pratique. On n'a pas constamment sous la main un animal à sacrifier pour acquérir, par sa mort due à la contagion, la certitude qu'un autre animal se trouve bien dûment atteint de la maladie charbonneuse. Et nous avions ajouté, sans parler des dangers que ce moyen présente, qu'on ne pouvait pas non plus être parfaitement sûr du résultat de son application.

Il ressort donc très clairement de là qu'une affection charbonneuse bien vraie, reconnue de prime abord (si cela est possible) sur un animal malade par un vrai connaisseur, transmise ensuite avec intention à un ou deux autres animaux, dans le but de confirmer le diagnostic, peut fort bien avoir été aussi en même temps inoculée à des sujets de la même espèce sans le moindre résultat, quoique l'expérimentateur n'ait failli à aucune règle, et que la véritable nature du mal se trouve néanmoins, ici, par les faits, mise en évidence de la manière la plus irrécusable ;

Et, comme conséquence, que ceux qui auraient vu les cas réussis de transmission seraient en droit de dire que le premier cas de charbon étudié est bien du charbon véritable, tandis que ceux, au contraire, qui auraient été témoins de l'insuccès des inoculations seraient, selon la règle admise, également fondés à nier la nature charbonneuse des mieux établies par l'inoculation même et reconnue de prime abord, à la simple observation du sujet dont le sang a servi aux expériences confirmatives ;

Et puis, comme déduction logique et véritablement pratique, qu'il faudrait alors, avant de pouvoir déclarer faux les cas de charbon qui ont été constatés sur les cadavres seulement ou rapportés par des hommes peu exercés et peu compétents, comme la plupart des vétérinaires, observateurs ou écrivains, au dire de M. Garreau, qu'il faudrait, dis-je, de toute nécessité, avoir au moins tenté infructueusement quelques inoculations avec le sang des animaux dont la maladie est si fortement contestée, pour pouvoir exprimer à leur égard une opinion, sinon tout à fait sûre, quelque peu motivée sur l'insuccès des transmissions.

Et pourtant, notre honorable collègue se croit dispensé d'agir ainsi quand il se met à répudier tous les cas de maladies charbonneuse qu'il n'a point observés lui-même, en se contentant simplement d'affirmer que tout le monde est dans l'erreur à cet endroit, et que les observations les mieux suivies, les faits les plus minutieusement relatés, « à défaut de l'inoculation, n'ont d'autre « mérite que d'entretenir l'erreur, l'obscurité et la confusion. »

Il y a ici incontestablement un manque de logique, un défaut d'accord entre le précepte et les actes.

5° Que les cas morbides sur lesquels roule la discussion ne sont pas du tout inflammatoires, et que j'ai perdu mon temps en cherchant inutilement à le prouver.

A cela, je réponds que les termes assez ambigus du titre des observations de M. Barreau, ainsi que l'opinion par lui prêtée à nos confrères plus ou moins anciens, m'y obligeaient un peu : « violente congestion passive, angine répan- « due sur le larynx, le pharynx, le voile du palais. » et puis : « angine laryngopharyngée et trachéo-bronchite ; » bien plus, que le premier langage de M. Garreau lui-même m'en faisait un devoir rigoureux. Voici ce qu'il a écrit à la page 23 de sa première note : « Que rien, absolument rien n'autorise à dire « que les animaux de la relation de M. Barreau ont succombé au charbon, et « que les symptômes rapportés sont *évidemment* ceux d'une maladie INFLAM- « MATOIRE ataxique, et non ceux d'une affection adynamique, virulente comme « le charbon »

J'avouerai sans peine que j'étais loin de m'attendre à une retraite aussi brusque et aussi bien exécutée.

6° Que les faits relatés par nous offrent très-peu de ressemblance avec ceux de la communication de M. Barreau (ce dont vous avez pu vous assurer un peu par vous-mêmes), et qu'ils n'en ont pas davantage avec les maladies char-bonneuses, au dire de notre opposant ; que l'un de ceux que nous vous avons soumis aurait peut-être quelques traits de ressemblance avec un cas de sa clientèle non charbonneux, pris au choix, parmi les mélanoses ramollies et parmi quelques autres, sur des sujets dont les muscles pâles semblaient avoir été légèrement passés au feu, ou les reins fondus en bouillie grise, avec ac-compagnement de fausse paralysie pour le premier, de coliques persistantes pour le second, mais toujours sans altération de la rate.

M. Garreau, après cette comparaison-là, ne voit plus du tout le rapport qu'il peut y avoir entre les faits de l'observation de M. Barreau et ceux que nous avons relatés. Cela est très-regrettable, pour la question à résoudre surtout, parce que, en outre des désordres extérieurs presque semblables, communs aux cas dont il s'agit, nous avions constaté, à l'autopsie d'une des victimes, certaines lésions internes, à notre point de vue beaucoup plus caractéristiques, et précisément appelées à jeter quelque lueur sur la véritable cause de mort du sujet affecté.

Nous n'insisterons pas trop, cela semble inutile, sur le fait assez remar-quable d'une tumeur mélanique de la grosseur des deux poings, siégeant entre les deux parotides d'un cheval blanc employé aux messageries, qui est restée complétement inaperçue de tout le monde depuis le commencement jusqu'à la fin, lorsqu'elle semblait si bien placée pour manifester sa présence par la gêne de la respiration de l'animal durant l'activité du service, et un peu obligée aussi, par son volume, de se laisser voir sur les bords de la parotide, à droite ou à gauche, au moins par quelques légères saillies, sinon par une tuméfaction prononcée et tout à fait anormale.

Nous n'insisterons pas non plus sur la circonstance fort étonnante de son ramollissement, constaté au milieu « d'un engorgement sanguin, considérable, indolent, qui envahissait la gorge, l'encolure, le poitrail et la partie inférieure du thorax, » en *l'absence complète* de la moindre description des symptômes et des lésions morbides.

Nous n'insisterons pas davantage sur l'analogie trouvée entre une tumeur mélanique, même ramollie, et les dépôts de sang décomposé qui ont été rencontrés sur le sujet de notre première observation ; ni sur l'erreur qui nous est imputée ici d'une manière aussi gracieuse ; ni sur la comparaison qui vous a été faite par le rapprochement des petits dépôts de matière mélanique de différentes formes, assez reconnaissables partout où ils se rencontrent, sous les séreuses, dans les mésentères, entre les muscles, dans le tissu cellulaire général, mis en regard des manifestations spéciales, significatives et de nature toute différente, signalées dans notre mémoire, sur l'intestin **grêle** seulement.

Les rapports d'autopsie que nous devons dresser, séance tenante, sur chaque cheval mort, ne se trouvent pas aussi dépourvus d'utilité que semble le croire M. Garreau, qui n'est point astreint à remplir cette formalité vis-à-vis de l'autorité militaire. Leur principal mérite est de conserver aux lésions prises sur le cadavre, aussitôt après la mort, leurs caractères objectifs *véritables*, dans l'hypothèse même d'une erreur d'interprétation, et alors que celui qui les établit se serait complétement trompé sur la nature intime du mal. Ils permettent aussi de voir qu'un cheval entré à l'infirmerie le 21 novembre, à cinq heures du soir, et mort le 25 novembre, à dix heures du matin, n'a été malade qu'un peu plus de trois jours et demi, $24 \times 3 + 17$, et non pas cinq jours pleins, comme le suppose M. Garreau, pour la commodité de sa réfutation.

Les affirmations de notre contradicteur, si peu ferme sur son principe, ne sauraient, en aucun cas, tenir la place de désordres morbides exactement relatés, au moment même où ils se sont produits, ni pour un ministre, ni pour aucun de nos confrères, ni pour personne.

7° Que, suivant M. Garreau, la plupart des auteurs se sont trompés sur la nature du charbon véritable, en y rapportant des cas morbides qui n'en avaient que les apparences sous des formes très-variables.

Puisque la maladie charbonneuse, une en principe, se présente elle-même sous des modes différents de manifestation, la première idée qui vient à l'esprit est de chercher à savoir comment il se fait que M. Garreau, seul ou à peu près seul, se trouve en possession du type et si bien en état de reconnaître le mal véritable sur les vivants, sur les morts ou dans les récits qui lui tombent sous la main.

On comprendrait, jusqu'à un certain point, qu'il puisse opérer sur les malades avec sûreté, au moyen de quelques signes très-importants qui se sont révélés à lui : la faiblesse et la rareté des palpitations du cœur, l'intermittence du souffle charbonneux, en admettant encore qu'il ait vu *toutes* les formes de manifestation du charbon, et en admettant de plus qu'*aucune* variété ne puisse jamais lui échapper.

Mais à l'égard des morts de mélanose, ou autre maladie non classée et peu connue, en l'absence de toute description des lésions morbides, et sans le secours des inoculations, comment notre collègue opère-t-il pour parvenir à distinguer le vrai et le faux charbon? Je ne vois aucun moyen susceptible de le tirer heureusement d'embarras.

Quant aux relations écrites, plus ou moins claires et trop souvent incomplètes, sur quoi M. Garreau peut-il se régler et prendre un appui un peu solide, à défaut d'indications précises, lors même qu'il serait parfaitement assuré que personne n'a pu et ne pourra jamais, en dehors de sa circonscription et de sa classe, trouver de vraies formes charbonneuses autres que celles qu'il a admises? Je renonce à le découvrir.

Vous voudrez bien remarquer encore ici, Messieurs, que par cette manière de faire, sans fournir de preuve à l'appui de ses affirmations, notre contradicteur s'expose volontairement à commettre des erreurs beaucoup moins excusables que celles qu'il prête aux autres, pour tous les cas réels de charbon véritable dont les désordres ont été incomplétement relatés, mal observés pendant la vie; dont les lésions sont grossièrement prises sur le cadavre, simplement désignées et non décrites; que M. Garreau a même ainsi beaucoup plus de chances encore de se tromper que celui qui prendrait toujours pour preuve absolument négative de la maladie charbonneuse tous les cas d'insuccès d'inoculation du véritable virus charbonneux.

Au surplus, personne ne pourrait contester que des cas de charbon réel, diversement accusé, ont dû plusieurs fois passer inaperçus. Nous n'en aurions pas la moindre preuve sans les malheureuses circonstances de transmission accidentelle résultant surtout d'un manque impardonnable de précautions. Il y a donc lieu de rappeler ici aux intéressés tout le préjudice qui peut naître d'une seule erreur commise dans le sens opposé au nôtre.

8° Que, dans les maladies appelées *charbonneuses*, il y en a très-peu de vraies et beaucoup de fausses, malgré la grande difficulté de faire *à priori* une pareille distinction, et qu'on n'en trouve guère que de la seconde catégorie en examinant bien toutes celles que les divers observateurs ont rapportées.

La plupart de celles-ci sont exclues d'emblée, presque d'office, par M. Garreau, sans qu'il ait pu soumettre les malades ou les cadavres à son contrôle, ni le sang des vivants ou des morts à l'épreuve de l'inoculation, et sans trop laisser paraître le besoin qu'il aurait de le faire pour chercher à établir le bien-fondé de son jugement sur la maladie et sur ses confrères.

Nous pensons qu'il serait peut-être plus logique et un peu plus conforme aux précédents établis de procéder d'une manière différente. D'abord, celui qui traite les œuvres des autres avec autant de sans-façon et si peu de ménagement, s'expose fortement à voir un jour les siennes éprouver le même sort, et tomber même beaucoup plus tôt sous les coups du dénigrement.

Ensuite, ce qui vous semble si vrai à vous aujourd'hui dans votre sincérité ou votre enthousiasme, se trouvera peut-être delaissé demain pour manque de caractères nets, suffisamment saisissables, ou déclaré faux à d'autres points de vue et pour des motifs plus sérieux que les vôtres.

Enfin, la force d'une opinion ne tient pas précisément au ton magistral avec lequel elle est émise; pour tous les hommes éclairés, elle lui viendrait ici de la valeur réelle de quelques caractères morbides bien décrits, que rien ne peut affaiblir ou effacer, et qui gardent toujours leur signification vraie, quel que soit le sens qu'on leur donne dans les discussions.

9° Que l'accueil un peu rude qui a été fait à notre mémoire, quoique les désordres morbides n'y soient pas présentés en trop mauvaise tenue, est la conséquence naturelle de l'erreur dans laquelle nous devons forcément nous trouver, comme tous ceux que le même acharnement doit atteindre, et qu'il faut l'attribuer aussi en partie aux préoccupations constantes et exclusives de notre honorable contradicteur. Son charbon idéalisé, dont il a l'esprit tout plein, doit lui avoir fait perdre quelque chose de la justesse ordinaire de ses appréciations.

Le sentiment des nuances paraît lui manquer à présent; il ne se complaît plus que dans les oppositions, les extrêmes ou les contrastes. Pour preuve, nous ne mettrons en balance sous vos yeux que le poids scientifique de sa dernière comparaison (sur la mélanose) avec le peu de densité de la formule théorique qu'il nous offre pour servir d'encadrement aux faits morbides peu connus.

Je cite tout le paragraphe de la page 4 de l'épreuve :

« Maladies du cheval encore peu connues, lesquelles ont pour effet d'en-
« traver subitement l'intervention des nerfs de la vie organique, d'où ré-
« sultent ces altérations profondes sur un ou plusieurs organes de l'économie
« animale. »

10° Enfin, que nous serions parfaitement autorisés à répondre, en termes bien simples, à celui qui nous dit d'une manière aussi nette à tous que nous ne connaissons pas du tout le charbon : En vérité, vous n'êtes pas beaucoup plus avancé que nous sur le point de la nature réelle des cas de la discussion présente; car, à supposer que ce soit ou que ce ne soit pas du charbon, cela n'y fait absolument rien, votre science est à bout tout de même.

Et elle se montre, en effet, si bien à bout qu'il ne serait guère possible à personne de se faire ici la moindre illusion.

En somme, puisque nos jugements ne peuvent jamais avoir de sûreté absolue, ni en pathologie, ni en matière médicale, par le fait même des variations indéfinies qui se produisent aussi bien dans les modes de manifestation du mal que dans l'influence effective des agents thérapeutiques, attendu que le principal élément d'appréciation nous fait défaut, et qu'il est bien constant d'ailleurs que nous ne saurions avoir tous ni la même vue, ni le même tact, ni la même intelligence, ni la même logique, ni le même esprit, ni le même degré de connaissances acquises, nous persistons à croire, par ces divers motifs :

1° Qu'au point de vue de la médecine pratique, vrai terrain sur lequel la question qui s'agite reste toujours posée, il vaut mieux pécher par un excès de prudence que d'en manquer et prendre à l'égard des animaux affectés de maladies charbonneuses, vraies ou fausses, les précautions que M. Garreau lui-même pourrait omettre, par hasard ou à tort, en faisant une erreur d'appréciation dont personne n'est exempt, malgré les notions acquises sur la virulence;

2° Qu'il semble infiniment plus sage de laisser dans la catégorie des affections charbonneuses les cas, très-rares d'ailleurs, qui se rapprochent tant du charbon, au moins pour la forme, aux yeux du vulgaire (maintenant qu'il est bien convenu qu'elles n'ont plus rien du tout de commun avec les maladies inflammatoires), que de les mêler à celles-ci, qui sont déjà assez nombreuses et d'un caractère complétement différent;

3° Qu'il est aussi beaucoup plus sûr de nous en rapporter à nos yeux, qui nous permettent d'apprécier par comparaison les divers changements de volume, de forme et de couleur, tous les désordres fonctionnels et organiques, dans leur évolution lente ou rapide, que de nous abandonner aux hypothèses forcées des systèmes ou aux fictions des spécialistes plus ou moins fanatiques;

4° Qu'il est encore incontestablement plus avantageux pour nous de pouvoir nous entendre avec tous les vétérinaires qui ont décrit des charbons mal constitués ou vu des charbonneuses contrefaites, que de consentir à adopter l'idée scientifique, vaguement formulée, sans base et sans preuve, qui devrait présider à leur classement chimérique et servir de titre à un nouveau cadre;

5° Qu'il y aurait pourtant un moyen de concilier les exigences de la situation avec celles de notre contradicteur : faire une distinction des maladies charbonneuses en fausses, douteuses ou non confirmées (la mélanose toujours exclue, bien entendu), et en maladies charbonneuses véritables, garanties pures et exemptes de difformité, en motivant la division sur cette différence principale entre le vrai charbon et les faux charbons; que le premier ne peut guère se trouver que dans la collection de M. Garreau, tandis que les autres fourmillent dans les observations plus ou moins erronées de la plupart des auteurs;

6° Enfin, que ce document ou plutôt cette classification des charbonneuses en fausses et en vraies, à l'instar des vrais et des faux miracles, qui se ressemblent beaucoup aussi, ne tirerait pas à conséquence pour la plupart de nos confrères; selon les probabilités, ils n'en continueraient pas moins à suivre à l'égard des malades des deux catégories charbonneuses le plan de conduite qui, sans nous exposer à rien de compromettant pour notre responsabilité, nous met au contraire à l'abri de toute espèce de reproche; et M. Garreau aussi, très-vraisemblablement, y trouverait satisfaction pleine et entière, sans s'exagérer à lui-même le gain de la cause qu'il plaide dans son traité, en tenant si peu compte du danger des méprises et de la gravité de leurs suites.

Loin de moi l'intention ou seulement même la pensée de froisser notre excellent confrère. J'apprécie, comme il convient, le grand honneur qu'il y a pour lui à s'être trouvé en état de reprendre notre ancien maître; le mérite incontestable d'avoir réussi à rectifier ses idées et peut-être à poser les bases d'une école nouvelle. Je comprends aussi la satisfaction bien naturelle de le répéter en votre présence et de pouvoir encore un peu plus tard le relire en famille. Mais la meilleure marque qu'il me soit possible de lui donner de mes sentiments, il la trouvera dans le souci que je prends à maintenir intacte sa réputation scientifique, si légitimement acquise.

Je me permettrai donc de lui dire très franchement et sans farder ma pensée, qu'il a mal choisi le moment de rappeler son triomphe, de reprocher si fort à tout le monde ses erreurs touchant les maladies charbonneuses, et à nous le défaut de coup d'œil et la fausseté de nos appréciations. A quoi sert-il, je le demande, de se placer si haut et de faire tant d'éclat, quand, à l'occasion de quelques misérables faits morbides, on en est réduit à laisser paraître une ignorance non moins grande que celle qu'on veut bien nous attribuer sur leur nature véritable, obligé d'avouer à tous l'impossibilité où l'on se trouve de les classer, et forcé en définitive, sur ce point, de s'en remettre humblement au temps et à l'expérience d'hommes plus compétents.

On lit à la page 104 du *Bulletin* :

« En attendant du temps et de l'expérience d'hommes plus compétents la « connaissance qui nous manque pour dire leur nature. »

Nous ne terminerons pas sans remercier bien sincèrement notre savant confrère du service qu'il vient de nous rendre. Les observations que nous avions recueillies pour nous seul, sans but arrêté, et qui dormaient depuis plusieurs années dans les cartons, ont acquis, par le bruit qui a été fait autour d'elles, le droit d'être lues, méditées et contrôlées par nos camarades. L'un d'entre eux, si l'occasion ne nous en est pas offerte à nous-même, réussira peut-être à prouver un jour que *notre* erreur sur le véritable caractère des désordres morbides qui font le sujet de la discussion n'est pas aussi grave que le donnerait à entendre notre sévère contradicteur par le peu de cas qu'il fait de nos relations.

Pour être bien convaincu de la nature réellement charbonneuse du mal qui nous occupe, il faut avoir réussi à le transmettre à des animaux sains. Là-dessus, les vétérinaires doivent se trouver tous à peu près d'accord; et pourtant, le plus enclin à la critique négative n'oserait certainement pas contester que quelqu'un de nous se soit trouvé, de loin en loin ou par hasard, une fois au moins dans sa carrière, en présence de chevaux vraiment affectés de charbon, alors même que la maladie n'aurait pas été très-bien reconnue, ni suffisamment décrite, et qu'il lui manquerait le contrôle affirmatif de l'inoculation.

A cette considération simple, vous voudrez bien encore, Messieurs, me permettre de vous exposer un ou deux faits morbides, constatés en 1853 et 1854 à La Fère, qui m'ont paru se rapprocher beaucoup des affections charbonneuses par les symptômes et par les lésions, par la rapidité de la marche du mal et surtout par sa terminaison mortelle.

Ces deux faits ont été observés sur des chevaux de troupe, et sont contenus dans un mémoire sur les coliques, que nous avions rédigé à peu près à la même époque. Le rapporteur du concours, qui pouvait en dire quelques mots en bien ou en mal, a dû passer à côté d'eux sans les remarquer, car il n'en est aucunement fait mention dans son compte-rendu. Si donc les cas morbides, annotés depuis longtemps déjà, se trouvent un peu dépourvus de fraîcheur à présent, leur relation, que vous allez entendre, pourra cependant vous sembler encore presque neuve, puisqu'elle n'a jamais servi.

CHARBON INTESTINAL.

Nous proposons cette dénomination pour exprimer un désordre grave qui s'opère entre les tuniques du tube digestif, se manifeste à l'extérieur par des coliques sourdes, quelques efforts expulsifs peu marqués, une certaine agitation, et puis aussitôt par les symptômes les plus alarmants. Le malade, dès qu'il est atteint, tombe tout de suite dans un état de prostration extrême, et succombe en quelques heures (quatre, six, douze, vingt-quatre). Sur le cadavre, le mal s'accuse par des dépôts considérables de sang altéré, de couleur variable, comme celle de ses éléments, constituant des tumeurs sous la séreuse péritonéale. On les trouve ordinairement le long de la grande mésentérique, plus ou moins répandus sur la portion repliée (cœco-gastrique) du côlon. Presque toujours aussi elles donnent lieu à une exhalation roussâtre dans la cavité abdominale; quelquefois à un peu d'injection du feuillet viscéral du péritoine sans autre lésion organique.

Les causes de ce mal à peine connu ne sont pas faciles à découvrir. Les animaux sur lesquels il s'est produit, bien conformés et en *parfait* état, arrivés au corps depuis près d'une année, n'avaient jamais été malades et ne semblaient pas du tout devoir l'être d'une façon aussi surprenante.

Voici, en attendant de plus grands éclaircissements, deux observations succinctes dans lesquelles se trouvent signalés les symptômes les plus saillants de la maladie, les indications que nous avons cru trouver à remplir et les lésions découvertes à l'autopsie des victimes qui doivent aussi servir à déterminer le choix des moyens de traitement.

Première observation.

Renseignements. — La jument sur laquelle cette observation a été recueillie, le 15 avril 1853, était la propriété d'un officier du corps. Cette monture, âgée de six ans, de la taille de 1 mètre 51 centimètres, sous poil alezan brûlé, d'une excellente nature, très-solidement constituée, se montrait pleine de force et d'énergie. Jamais elle n'a bronché jusqu'au jour de sa présentation à la visite pour refus d'une partie de la ration d'avoine. La veille, on ne s'était aperçu de rien, ni à la manœuvre de batterie attelée, qui s'est faite le matin comme à l'ordinaire ; ni à la forge, où la patiente a laissé voir le soir sa petite indocilité habituelle pendant tout le temps de la ferrure.

Symptômes. — Au moment de l'entrée à l'infirmerie, vers les neuf heures du matin, la jument, pour moi, qui connaissais très-bien son habitude extérieure, ne montrait qu'un peu de tristesse. Mais elle éprouvait déjà une certaine anxiété, bien facile à saisir sur sa physionomie. La face était légèrement contractée et l'œil surtout inquiet. La respiration, assez régulière, était à peine accélérée. Il n'y avait à la conjonctive qu'une teinte jaune paille sans la moindre injection, et le pouls déprimé ne laissait presque pas sentir ses battements. La marche exécutée sous nos yeux se fit d'une manière aisée, et cependant elle eut pour effet presque immédiat une très-grande accélération du flanc, dont les mouvements ne se calmèrent en partie qu'un certain temps après la rentrée du malade à sa place.

Parmi ces symptômes vagues, la coloration des conjonctives et l'agitation des flancs pouvaient très-bien nous faire penser à la venue d'une affection respiratoire dont elles sont les premiers signes ordinaires, surtout au moment de l'existence de plusieurs cas de pneumonie. Mais la grande dépression du pouls, l'expiration continue, sans à-coup ni temps d'arrêt, l'absence de la toux, celle de tout bruit anormal, augmenté ou diminué dans la poitrine, auscultée avec soin, nous firent rechercher ailleurs le point de départ de ces divers troubles fonctionnels.

Nous examinions très-attentivement, depuis quelque temps, la bête malade, qui se trouvait debout et presque immobile, afin de nous éclairer davantage sur sa situation, quand certaines agitations de la tête et quelques frétillements de queue, qui attestent toujours des douleurs abdominales, en nous donnant l'idée de coliques sourdes, nous firent songer à l'existence probable d'une maladie intestinale revêtant des caractères particuliers que nous avions déjà eu occasion de remarquer.

Indications. — 1° La saignée, qui n'était point urgente, décidée sur l'état général ainsi que sur la vigueur connue du sujet, fut pratiquée plutôt comme moyen préservatif de phénomènes morbides plus graves, dont l'agitation et la fièvre pouvaient bien être le prélude. La jugulaire déprimée est ouverte, après un certain temps de pression exercée dans la gouttière, pour rendre le vaisseau plus apparent. Le jet s'arrête tout de suite. Du sang noir et épais s'écoule très-difficilement en nappe sur l'encolure. La quantité reçue, en dix ou douze minutes, dans le vase, ne dépassait guère *deux* kilogrammes *cinq* hectogrammes, lorsqu'une faiblesse ou espèce de syncope survint et se manifesta surtout par des sueurs.

Aussitôt que le vaisseau fut fermé, la jument revint à sa place pour y être soumise à de vigoureux bouchonnements. Sa marche est incertaine, un peu chancelante. Les frottements exercés sur son corps par quatre hommes pendant près de vingt minutes sans interruption, ne provoquèrent pas la moindre résistance, ni la plus faible réaction.

Ce calme, ou plutôt cette espèce de somnolence durait déjà depuis quelque temps, quand la jument se décida à se coucher. Elle s'étendit doucement sur sa litière, après s'en être approchée avec les plus grandes précautions. Puis elle apporta son nez vers le flanc par une simple flexion d'encolure, et presque aussitôt se releva avec brusquerie, sous l'influence d'une douleur vive et en proie à des inquiétudes plus fortes que les premières.

A midi, c'est-à-dire *quatre* heures environ après le début de l'affection, l'œil est terne et voilé, la pupille très-dilatée. Quelques crottins rares, durs et un peu luisants ont été expulsés isolément. L'urine, émise sans difficulté et en assez grande abondance, a tout à fait la couleur du sang étendu d'eau. L'appétit est complétement nul. La malade, de temps en temps, met le nez dans l'auge, où se trouve de l'eau blanche miellée tenant en solution du sulfate de soude; mais elle *l'agite* assez fortement *sans boire*. La respiration s'est accélérée, et le pouls, presque insensible, a des *intermittences*.

2° Un breuvage de camomille léger, tiède, un peu éthéré, est administré doucement au malade, qui l'avale sans difficulté et sans perte.

Le mal a évidemment son siége dans la cavité abdominale; il intéresse sans doute l'intestin. Sa nature, quoique non bien déterminée, paraît être inflammatoire, mais avec altération de sang. Sa gravité, à partir de ce moment, ne laisse pas grand espoir d'une heureuse issue. Le pronostic se trouve basé sur les symptômes relatés plus haut et sur les suites ordinairement malheureuses de l'affection.

3° Un large vésicatoire appliqué sous le ventre et sur les flancs, dans l'hypothèse que nous venons de faire, paraissait remplir au mieux l'indication la plus rationnelle.

Vers les *trois* heures de l'après-midi, la bête, de plus en plus anxieuse, tantôt couchée et tantôt debout, est mise un instant en mouvement pour faciliter l'expulsion des matières par un peu d'exercice. Elle sort de l'écurie avec difficulté, et ne rend que les lavements presque purs. La marche, de même que le décubitus, semble augmenter les douleurs abdominales. On ramène la malade à sa place. Le corps est raide, tout d'une pièce, s'avance automatiquement, se couvre de sueurs que les bouchonnements ne parviennent pas à sécher. Les extrémités sont froides, ainsi que la peau, sur les parties humides, et ne peuvent pas se réchauffer, malgré la température assez élevée de l'écurie, malgré l'emploi de plusieurs couvertures, et surtout malgré les frictions prolongées.

De véritables crises se manifestèrent alors, à des intervalles assez rapprochés, durant lesquelles la respiration devenait *bruyante* et des plus précipitées. Les flancs s'élevaient, s'abaissaient avec rapidité, et la violence de l'expiration faisait *résonner* les naseaux. La face avait pris cette expression de douleur qui nous attriste doublement en nous faisant pressentir toute notre impuissance.

La main, introduite doucement dans le rectum humecté de décoction émolliente, produisit une impression douloureuse assez vive et perçut la sensation nette de matières dures, pelotonnées, dans la portion cœco-gastrique du côlon.

Vers *cinq* heures, la patiente, légèrement ballonnée, s'est couchée deux fois avec assez de précaution, pourtant sans amasser sa litière sous elle avec les pieds de devant. Les efforts expulsifs peu marqués qu'elle fit dans le moment déterminèrent la sortie de gaz et de crottins que le lavement n'avait point délayés.

Les frictions les plus vigoureuses furent encore une fois faites avec l'essence de térébenthine, pendant un bon quart d'heure. Presque aussitôt après, la jument, qui montrait quelque difficulté à recevoir un nouveau breuvage miellé, faillit s'abattre. Elle eut ensuite une assez forte crise, de la nature de celles dont nous avons déjà parlé ; et puis, au bout de quatre ou cinq minutes d'agitation, elle tomba dans un état de prostration complète.

A *sept* heures, le vésicatoire n'a pas encore produit le moindre effet. La station se prolonge avec le même abattement extrême. L'œil, dont on découvre le fond par la dilatation extrême des pupilles, a perdu ses facultés. La respiration, de plus en plus accélérée, profonde, s'exécute avec saccades. Le pouls est complétement effacé. Les extrémités, engourdies et glacées, comme tout le reste du corps, ne peuvent plus soutenir l'animal, qui chancelle pendant quelques minutes et tombe comme une masse. Le moribond se relève avec peine au bout d'un instant ; mais il retombe presque aussitôt en se contractant très-faiblement, pour expirer après dix heures d'une maladie constatée dès le début.

Lésions. — A l'autopsie, faite immédiatement après la mort, le gros intestin se montre distendu par des gaz et humecté d'un liquide roussâtre épanché dans la cavité abdominale. Le côlon, tout le long de ses plus gros vaisseaux, entre les feuillets séreux qui maintiennent sa portion repliée, l'intestin grêle, sur quelques points de ses lames mésentériques, laissent voir des dépôts *considérables* noirs, rouges, bruns, jaunes, sous forme de renflements, résultant évidemment d'une séparation des éléments du sang, un peu analogue à celle qui s'opère à l'extérieur, et se manifeste, sans aucune lésion organique apparente, en cas de mal de tête de contagion.

Ces espèces de tumeurs, de forme assez régulière, dont le volume peut dépasser celui du poing, ne se trouvent pas seulement sur la masse intestinale, autour des ganglions lymphatiques ; il en existe aussi qui enveloppent les ovaires, ainsi qu'une partie de l'utérus, les couvrent d'une boue noire et d'une sérosité orangée très-abondante. D'autres encore se sont produites sous le feuillet pariétal du péritoine et tremblent par l'agitation.

La muqueuse du sac droit de l'estomac paraît épaissie, rouge, ainsi que celle de la portion cœco-gastrique du côlon, qui a sous elle une infiltration considérable et ses vaisseaux extérieurs surtout très-apparents.

Les matières stercorales contenues dans le gros intestin sont infectes, presque noires, sèches à leur point de contact avec la muqueuse, de plus en plus dures en se rapprochant de l'origine de la portion flottante.

La rate, grosse et molle, est gonflée de boue en partie liquide et tout à fait noire. Le foie et les reins n'offrent rien à constater.

Les ganglions lymphatiques du mésentère, ceux surtout qui se trouvent le long des vaisseaux de la portion repliée du côlon, sont noirs, hypertrophiés, distendus, faciles à réduire en boue par la moindre pression. Tous les autres se montrent aussi bruns et plus gros que dans l'état normal.

Le cœur et les vaisseaux afférents contenaient un sang noir, liquide, assez abondant, semblable à celui qui sortait des veines des membres lors de la section opérée sur les muscles de la face interne de la cuisse pour asseoir le cadavre, et sur les muscles pectoraux pour permettre l'ouverture latérale de la cavité thoracique.

La main, en touchant la masse intestinale pour la détacher et l'extraire de l'abdomen, éprouvait une sensation brûlante qu'il m'a paru assez important de ne pas omettre.

Traitement. — La saignée, qui me semblait rationnelle sur une bête en très-bon état, atteinte d'une maladie non franchement accusée, mais susceptible de faire des progrès rapides, a été plus nuisible qu'utile, à en juger par le résultat presque immédiat qui nous a déterminé à la fermer. La saignée n'a guère servi qu'à fortifier le diagnostic et à mieux faire voir l'imminence de la mort du malade.

Les frictions vigoureuses et prolongées, sèches, pour essuyer les poils et ramener la chaleur à la peau ; celles faites avec l'essence de térébenthine, pour s'opposer à la concentration trop évidente, sont et demeurent indiquées à la vue des lésions que nous venons de constater sur le cadavre, quoiqu'elles n'aient eu aucun résultat avantageux.

Les stimulants diffusibles, puis les breuvages miellés et mucilagineux tenant en dissolution du sulfate de soude, administrés dans le but de favoriser le cours ralenti des matières stercorales, pouvaient donner quelque espoir de modifications heureuses pour le malade, en agissant sur l'intestin et peut-être sur l'économie tout entière ; ils sont restés sans succès.

Enfin, le vésicatoire étendu sous le ventre et aux flancs, aussitôt que l'affection a été jugée grave, n'était pas moins rationnel que tous les autres moyens réunis. L'impuissance de cet agent révulsif tient sans doute moins à la lenteur de son emploi qu'à l'intensité et à la malignité du mal.

La promenade ordonnée au début pouvait favoriser le cours des matières, que les lavements entraînaient un peu aussi de leur côté. Plus tard, elle nous a semblé assez nettement contre-indiquée.

Deuxième observation.

(Recueillie le 1ᵉʳ septembre 1854.)

Renseignements. — Le sujet de la seconde observation, sous le numéro matricule 6293, d'une bonne constitution, signalé jument, 1 mètre 50, quatre ans et demi, aubère, arrivée au corps le 11 mars 1854, du dépôt de remonte d'Hesdin, versé à la batterie le 16 juin de la même année, a toujours été disponible pour le service, et se trouvait, au moment où survint la maladie présente, dans les conditions les plus parfaites de santé et d'embonpoint.

C'est au retour d'une seconde manœuvre, à l'heure de la botte, midi et demi, qu'on s'est aperçu du commencement de la maladie. Elle était accusée par de la tristesse, de l'inappétence et par de légères coliques qui avaient paru se dissiper sous l'influence d'un bon bouchonnement que l'officier de semaine avait fait exécuter. Mais, à deux heures, on vint me prévenir, pendant un classement de chevaux neufs qui avait lieu dans la cour du quartier, qu'un cheval de troupe couché sur sa litière avait l'air très-abattu, poussait de *grosses plaintes*, sans chercher à se relever. J'invitai aussitôt le maréchal-des-logis de planton à essayer de faire sortir le patient de son écurie, peu éloignée de nous, pour le mener lentement à celle de l'infirmerie.

Symptômes. — En voyant approcher le sujet, je compris du premier coup d'œil toute la gravité de son état, et je crus devoir le constater aussitôt en annonçant aux personnes présentes que le malade était menacé d'une mort prochaine. La marche, d'une raideur bien caractéristique, est tout à fait indécise ; le malade chancelle en avançant à pas comptés. Il a la peau toute mouillée d'une sueur froide, les yeux hagards, la pupille dilatée et la conjonctive un peu jaunâtre. La respiration, très-accélérée, est plaintive; le pouls presque effacé, *intermittent.*

Un bouchonnement immédiat et vigoureusement exécuté par douze hommes, pendant vingt minutes, avec l'essence de térébenthine répandue sur tout le corps, ne provoqua pas la moindre irritation. Le breuvage de camomille concentré et les deux lavements avec l'aloès et le sel marin ne produisirent pas plus d'effet sur le malade.

Le vétérinaire chargé de lui donner les soins indiqués et d'assurer l'effet de nos prescriptions allait essayer de faire mouvoir un peu le patient au moment de mon arrivée, à trois heures et demie. Déjà les forces lui manquent; il peut à peine avancer jusqu'à la porte, et s'arrête après quelques pas très-incertains, en faisant entendre un hennissement sourd, entrecoupé, bien différent de celui qui sert d'appel ou de marque de gaieté. La face et les yeux du malade expriment un état d'angoisses et de souffrances indéfinissables. Ses plaintes se font avec bruit; il souffle en respirant comme s'il éprouvait une espèce d'ébrouement continuel. Le flanc est très-agité, tremblotant, assez profond; le ventre se trouve un peu ballonné, et le rein d'une extrême raideur. Les conjonctives ont la couleur plus jaune. La bouche est chaude et sèche. Le pouls, tout à fait déprimé, a encore quelques intermittences. Enfin les petits efforts expulsifs qui se continuent après la sortie des lavements ne rejettent absolument rien.

Pour rentrer à l'écurie, de laquelle il s'est à peine éloigné, le pauvre patient chancelle à chaque pas, éprouve deux ou trois fortes oscillations en arrivant à sa place, et tombe comme un homme ivre sur la litière, sans se débattre, en continuant à se plaindre et à faire quelques efforts des muscles abdominaux. Le bras est introduit dans le rectum du malade, soutenu par les gardes, qui l'ont aidé à se relever. La main constate, quoique avec quelque difficulté, la présence de matières stercorales très-dures, pelotonnées au repli pelvien, et puis une certaine élasticité sur le reste de l'intestin.

Diagnostic et pronostic. — Outre l'obstacle au cours des matières stercorales dont la preuve se trouve en partie sous les doigts, en partie dans les efforts expulsifs tout à fait infructueux du sujet, il existe assurément sur l'intestin des désordres d'une gravité telle que la mort doit s'ensuivre dans un bref délai. La rapidité d'évolution du mal et la signification importante des quelques symptômes relatés plus haut rapprochent beaucoup ce cas du précédent et ne laissent malheureusement aucun doute sur l'issue de la maladie ni sur l'insuccès de tout traitement.

Cependant, en raison de l'état général du malade, de son ballonnement, de la coloration safranée des conjonctives, et pour ne pas rester inactif, les sueurs ayant cessé, je crus devoir pratiquer une petite saignée. La veine jugulaire largement ouverte, après la précaution prise de la faire gonfler, laissa couler en nappe un sang noir, épais, pendant dix à douze minutes, et fut refermée après l'extraction de 4 kilogrammes environ.

Il n'y eut aucun changement immédiat produit par l'émission sanguine. Le malade, resté debout, un peu plus abattu, continua à faire de temps en temps ses plaintes et ses efforts, sans éprouver de nouvelles sueurs. Puis, au bout d'un quart d'heure, ayant rassemblé ses membres froids, il se coucha cette fois avec assez de précaution, pour ne pas rester longtemps sur la litière; car il se releva presque aussitôt, non sans difficulté, et se mit à boire un peu d'eau blanche qui avait été mise dans son auge.

Mort. — A cinq heures et demie, après quelques oscillations très-fortes droite et à gauche, le sujet, tombant lourdement, fit entendre ses dernières plaintes. Il mourut la bouche entr'ouverte, la langue pendante, les paupières fermées, sans la moindre réaction à ce moment et sans avoir manifesté non plus aucun mouvement désordonné pendant les cinq heures de maladie.

Lésions. — L'autopsie fut faite immédiatement après la mort. L'abdomen, fortement distendu, se grossit encore au moment de la section des muscles qui servent à donner de la résistance à ses parois. En se déployant d'une manière prodigieuse, après l'enlèvement du tablier, le gros intestin nous permet de constater la présence de tumeurs sanguines véritables, d'une couleur variable, grosses comme le poing, plus ou moins noires, insérées dans tout le mésentère de la portion repliée du côlon, et surtout à l'origine de la portion flottante.

Le sang épanché forme une longue traînée brune, presque non interrompue, le long des gros vaisseaux mésentériques. A la courbure sus-sternale de la sérosité citrine très-abondante, en grande partie placée entre la muqueuse et la charnue, ainsi que sous le feuillet de la séreuse péritonéale, présente une épaisseur de 10 à 12 centimètres.

Au milieu de ce désordre si remarquable, les trois tuniques de l'intestin ne présentent ni injection prononcée, ni autre altération de tissu. Les phénomènes morbides se sont passés entre elles, sur différents points, mais sans les intéresser directement. La partie noire du sang se trouve généralement à l'extérieur de la charnue, et la sérosité jaune roussâtre au-dessous d'elle, sans qu'il y ait eu là la moindre déchirure vasculaire apparente.

Le cœcum et l'intestin grêle ont conservé leur couleur ordinaire, et n'offrent rien d'anormal; le premier est distendu par des gaz infects, le second renferme à divers endroits des matières verdâtres, unies à beaucoup de mucus, qui semblent avoir été brusquement arrêtées dans leur trajet par la suspension des fonctions digestives. Leur place est marquée à l'extérieur par de légers renflements, un peu arrondis, d'une consistance pâteuse.

Le sac péritonéal contient à peu près 5 ou 6 litres de liquide presque transparent, d'une couleur jaune roussâtre. Celui-ci, tout à fait dépourvu d'odeur, paraît brun vu en masse, et ne laisse pas voir le moindre fragment fibrineux. Les feuillets séreux qui enveloppent les intestins ou tapissent cette cavité splanchnique n'offrent pas non plus d'injection. Il me semble utile d'insister sur ce point.

Outre les dépôts de sang boueux plus ou moins bruns, déjà signalés sur le gros intestin, il s'en trouvait un noir près de la courbure sus-sternale, tout à fait isolé des premiers, et deux autres moins gros sur des anses de l'intestin grêle, assez loin de son insertion au cœcum. Le dépôt le plus considérable était logé dans le flanc gauche, sous le feuillet *pariétal* du péritoine.

Les matières renfermées dans le côlon, toutes brûlantes, sont très-dures et forment à l'entrée de la portion flottante deux pelotes allongées, assez résistantes, de la grosseur d'une tête d'enfant, la première très-engagée dans le détroit, toutes deux assez serrées pour ne pas perdre leur forme plusieurs jours après l'extraction. La muqueuse de la portion cœco-gastrique, un peu rougie à l'endroit comprimé par les pelottes, a pourtant une teinte moins foncée qu'au repli indiqué, où ne se trouvent que des fragments de fourrage secs, presque en poussière ; elle conserve à peu près la couleur normale dans tout le reste de son étendue. Il en est de même pour l'intestin grêle, sa membrane muqueuse est complétement exempte de lésion.

Les ganglions lymphatiques espacés le long des gros vaisseaux du côlon sont énormes, tout noirs, et constituent de vrais caillots de sang altéré de la plus faible consistance. Tous les autres sont bruns et plus ou moins hypertrophiés.

L'estomac contient une quantité moyenne d'aliments, foin et avoine, tout secs et répandant une odeur d'aigre très-prononcée ; la muqueuse de cet organe ne laisse pas voir la moindre trace de lésion.

Le foie, qui se présente avec la couleur et la consistance ordinaires, a un peu l'odeur des matières retirées de l'estomac.

La rate, grosse et molle, offre à sa surface des saillies très-apparentes à l'extérieur, et la boue brune dont elle est remplie se montre plus foncée, plus liquide aux points proéminents.

Du sang noir, en assez grande abondance, s'est écoulé par la section des vaisseaux pendant l'autopsie. Une autre portion de ce liquide était restée dans le poumon, le cœur et les gros vaisseaux sans se coaguler. Aucune tache pétéchiale ne s'est trouvée dans la poitrine, ni sur les plèvres, ni sur le poumon, ni à l'intérieur des ventricules du cœur. Le sang provenant de la saignée a eu une coagulation lente, *très-imparfaite*, sans séparation des caillots.

RÉSUMÉ.

1° L'apparition brusque de la maladie et sa marche foudroyante, l'absence de tout mouvement désordonné et le prompt effacement du pouls, la grande prostration immédiate, interrompue seulement par quelques crises, l'incurabilité surtout, donnent au mal son véritable cachet, quel que soit le nom qu'on lui applique.

2° Le sang noir et en boue dans tous les vaisseaux, extravasé et formant des tumeurs jaunes, brunes ou noires dans la cavité de l'abdomen, sous le feuillet viscéral ou pariétal du péritoine indistinctement, sans la moindre lésion inflammatoire, ni de la séreuse, ni des membranes de l'intestin entre lesquelles il s'interpose, constitue dans les deux cas rapportés la principale altération morbide. Celle-ci se trouve complétée d'ailleurs par l'état des ganglions lymphatiques, hypertrophiés et bruns partout, noirs et en déliquium dans le mésentère.

3° Le mal dont il s'agit ne peut s'expliquer ni par une compression ou une oblitération de vaisseaux, sans un changement de rapport apparent dans les diverses portions de la masse intestinale, ni par une congestion violente entraînant des déchirures et des hémorrhagies, puisqu'il n'en existe aucune trace, ni enfin par la présence des pelotes stercorales. En pareil cas, la lésion est bien différente, et elle se trouve principalement aux parties distendues.

4° Les désordres morbides ne peuvent donc guère venir que d'une altération du sang brusquement déclarée sous une influence inconnue, qui s'accuse surtout à l'intérieur de l'abdomen par les tumeurs noires et jaunes répandues sur l'intestin, l'utérus ou les ovaires, et par d'autres comprises sous le feuillet pariétal du péritoine.

5° Le traitement des malades sera toujours très-embarrassé et peu efficace, à cause de la manifestation indécise d'abord, et surtout à cause de la rapidité des progrès du mal. Les stimulants diffusibles à l'intérieur, les frictions vigoureuses sur tout le corps, avec l'essence et le vinaigre chaud aux extrémités, les lavements irritants, me paraissent devoir en former la base. La saignée est tout à fait contre-indiquée. Il semble aussi rationnel de tenter les effets d'une médication réellement active et prompte comme ceux de l'acétate d'ammoniaque et du vin de quinquina à haute dose, quoique ces deux agents thérapeutiques n'offrent pas grande chance de succès.

6° Enfin, l'isolement des animaux se trouve indiqué pour tous les cas de cette nature. Nous avons cru prudent aussi de faire prendre aux personnes appelées à soigner les malades les précautions que nous prenons toujours nous-même, surtout en faisant l'autopsie des cadavres.

28756   PARIS. — Typographie de RENOU et MAULDE, rue de Rivoli, 144.